Dr. Jaya Raju Nandikola
M. Vasanth Kumar
S. Dinesh Kumar

Farmacognosia e fitoquímica - I Prática

Dr. Jaya Raju Nandikola
M. Vasanth Kumar
S. Dinesh Kumar

Farmacognosia e fitoquímica - I Prática

Manual prático de laboratório

ScienciaScripts

Imprint

Any brand names and product names mentioned in this book are subject to trademark, brand or patent protection and are trademarks or registered trademarks of their respective holders. The use of brand names, product names, common names, trade names, product descriptions etc. even without a particular marking in this work is in no way to be construed to mean that such names may be regarded as unrestricted in respect of trademark and brand protection legislation and could thus be used by anyone.

Cover image: www.ingimage.com

This book is a translation from the original published under ISBN 978-620-7-64709-5.

Publisher:
Sciencia Scripts
is a trademark of
Dodo Books Indian Ocean Ltd. and OmniScriptum S.R.L publishing group

120 High Road, East Finchley, London, N2 9ED, United Kingdom
Str. Armeneasca 28/1, office 1, Chisinau MD-2012, Republic of Moldova, Europe
Printed at: see last page
ISBN: 978-620-7-65922-7

ÍNDICE

EX NO. 1 ENSAIO QUÍMICO: PARA O TRAGACANTO

Objetivo:

Identificação de substâncias farmacêuticas: Tragacanto

Antecedentes:

As substâncias farmacêuticas não estruturadas, provenientes de plantas, animais ou minerais, não têm uma estrutura celular definida e são adquiridas através de métodos de extração, frequentemente seguidos de etapas de purificação. Estas substâncias apresentam uma composição homogénea e podem manifestar-se nos estados sólido, semi-sólido ou líquido. A distinção entre elas baseia-se em avaliações de solubilidade em álcool e na aplicação de critérios físicos e químicos adicionais.

O tragacanto, por exemplo, tem origem na exsudação gomosa seca de Astragalus gummifer e espécies afins. Apresenta-se sob a forma de flocos planos ou curvos em forma de fita com características distintas. Estas incluem a ausência de odor, propriedades quase insípidas e um espetro de cores que vai do branco ao branco-amarelado pálido. A sua textura é algo translúcida e córnea, com uma propensão para padrões de fratura curtos.

Esta descrição resume a essência das substâncias farmacêuticas não estruturadas, ilustrando as suas diversas origens e a importância das características morfológicas e químicas na diferenciação. O Tragacanto serve como um exemplo primordial, mostrando a natureza multifacetada destas substâncias e os processos meticulosos envolvidos na sua identificação e utilização em formulações farmacêuticas.

Produtos químicos necessários:

As substâncias químicas listadas abrangem um conjunto versátil utilizado na identificação e caraterização de compostos farmacêuticos. O ácido clorídrico serve para iniciar reacções e elucidar propriedades químicas específicas. A solução de hidróxido de sódio ajuda nos testes alcalinos, enquanto a solução de Fehling é fundamental na deteção de açúcares redutores. A solução de cloreto de bário facilita as reacções de precipitação, distinguindo certas substâncias de outras. O acetato de chumbo é crucial para discernir precipitados floculentos, enquanto o vermelho de ruténio ajuda nos exames microscópicos, revelando padrões de coloração distintos. A potassa cáustica de iodo, com a sua reatividade, revela alterações de cor únicas, indicativas de composições químicas específicas. Em conjunto, estes reagentes químicos formam um conjunto de ferramentas indispensável para farmacognosistas e investigadores, permitindo a identificação e diferenciação precisas de substâncias farmacêuticas com base nos seus comportamentos e reacções químicas distintas.

Procedimento:

O processo de identificação de substâncias farmacêuticas envolve uma abordagem sistemática que integra reacções químicas e observações morfológicas. Neste procedimento, o nosso objetivo é elucidar os caracteres químicos de uma determinada amostra através de uma série de testes e observações.

Inicialmente, começamos por adicionar 0,5 ml de ácido clorídrico a 4 ml de uma solução a 0,5% p/v, seguido de aquecimento da mistura durante 30 minutos num banho de água. Este passo serve para iniciar reacções químicas e preparar a amostra para análise posterior.

Uma vez terminado o processo de aquecimento, o líquido é dividido em duas porções para os testes subsequentes. Na primeira porção (a), são introduzidos 1,5 ml de solução de hidróxido de sódio e de solução de Fehling. A mistura é então aquecida num banho de água até à formação de um precipitado vermelho. Esta reação é indicativa da presença de determinados grupos funcionais, ajudando a diferenciar a amostra de outras substâncias.

Em contrapartida, a segunda porção (b) é submetida a um ensaio diferente. Neste caso, é adicionada à amostra uma solução de cloreto de bário (10%). A ausência de formação de um precipitado distingue a amostra do ágar, realçando a sua composição química única.

Além disso, para uma solução de goma a 0,5% p/v, esta é combinada com uma solução de acetato de chumbo a 20% p/v. Esta combinação produz um precipitado volumoso e floculento, que serve como caraterística distintiva, ajudando a diferenciar a amostra da acácia.

O exame microscópico de uma pequena quantidade de pó corado com vermelho de ruténio fornece informações adicionais. Verifica-se que as partículas não adquirem uma coloração cor-de-rosa, distinguindo assim a amostra do tragacanto indiano. Esta observação sublinha a importância da análise microscópica na identificação de diferenças subtis entre substâncias farmacêuticas.

Outro teste crucial envolve a adição de iodo N/50 a 0,1 g de pó. O aparecimento de uma coloração verde-azeitona serve como caraterística distintiva, distinguindo a amostra da acácia e do ágar.

Por fim, o pó é aquecido com uma solução aquosa de potassa cáustica a 5%. Observa-se o aparecimento de uma coloração amarelo canário, que é uma caraterística do tragacanto indiano. Esta observação está de acordo com as propriedades conhecidas do tragacanto indiano, derivado da Sterculia urens Roxburgh, incluindo a sua insolubilidade em álcali, odor acetoso semelhante ao do ácido acético, ausência de amido e coloração acastanhada após ebulição com KOH aquoso. Além disso, o tragacanto indiano é corado de rosa por uma solução de vermelho de ruténio, o que corrobora ainda mais a sua identidade.

A aplicação sistemática de testes químicos e observações morfológicas facilita a identificação exacta de substâncias farmacêuticas. Cada teste fornece informações valiosas sobre a composição química e as características únicas da amostra, permitindo aos farmacognosistas e investigadores distinguir eficazmente as diferentes substâncias.

Conclusão:

Com base nas características morfológicas distintas e nos resultados dos testes químicos, a droga bruta em causa é inequivocamente identificada como Tragacanto. Os seus flocos planos ou curvos em forma de fita, juntamente com as suas propriedades inodoras e quase insípidas e a sua cor branca a branco-amarelada pálida, correspondem aos traços característicos do Tragacanto. Além disso, as reacções químicas específicas observadas, tais como a formação de um precipitado vermelho com hidróxido de sódio e solução de Fehling, a ausência de precipitado com cloreto de bário e a coloração verde-azeitona após a adição de iodo N/50, confirmam ainda mais a sua identidade como Tragacanto.

EX NO. 2 ENSAIO QUÍMICO: PARA ACÁCIA

Objetivo:

Identificação de substâncias farmacêuticas: Acácia

Constituintes:

A goma-arábica, um exsudado de goma natural derivado das árvores de Acácia, consiste predominantemente no ácido glicosídico conhecido como ácido arábico. Este composto forma ligações com iões de potássio, magnésio e cálcio dentro da estrutura da goma. Após a hidrólise, o ácido arábico sofre decomposição, produzindo monossacarídeos essenciais e um ácido aldobiurónico. Especificamente, este processo produz uma molécula de L-ramnose, duas moléculas de D-galactose e três moléculas de L-arabinose. Estes monossacáridos contribuem para a estrutura polissacárida da Goma-arábica, conferindo-lhe as suas propriedades características.

A goma-arábica contém diastase, uma enzima responsável por catalisar a decomposição de hidratos de carbono complexos em açúcares mais simples, facilitando a digestão. Além disso, está presente uma enzima oxidase, que pode desempenhar um papel em vários processos bioquímicos na goma ou durante a sua utilização em aplicações industriais. Globalmente, a composição complexa da goma-arábica, que inclui ácido arábico, monossacáridos e enzimas, contribui para a sua funcionalidade diversificada e para a sua utilização generalizada em várias indústrias, incluindo a alimentar, a farmacêutica e a cosmética.

Procedimento:

No processo de identificação de substâncias farmacêuticas, é crucial uma abordagem meticulosa para discernir com exatidão a sua composição química e propriedades. O procedimento seguinte descreve uma série de passos destinados a elucidar as características de uma determinada amostra, centrando-se na dissolução, nas reacções químicas e nas alterações observáveis indicativas de compostos específicos.

Para iniciar a análise, dissolvem-se cerca de 0,25 gramas do medicamento em pó grosseiro em 5 ml de água destilada. Esta dissolução é facilitada por uma agitação suave num ambiente frio, assegurando uma mistura completa sem induzir reacções químicas indesejadas. Em seguida, são introduzidos na mistura 0,5 ml de peróxido de hidrogénio e de solução de benzidina. A solução é então agitada e deixada em repouso durante alguns minutos. O desenvolvimento de uma cor azul-escura ou azul-esverdeada significa a presença da enzima oxidase, fornecendo informações valiosas sobre a composição da amostra. As características distintivas de uma solução aquosa de acácia a 10% ajudam ainda mais no processo de identificação. Quando combinada com uma solução diluída de acetato de chumbo, a acácia não forma um precipitado, distinguindo-a assim do ágar e do tragacanto. Esta observação sublinha o comportamento químico único da acácia, permitindo a sua diferenciação de outras substâncias. Além disso, a acácia não é afetada pela solução de iodo, não apresentando alterações na cor, em contraste com o amido e a dextrina. A hidrólise de uma solução aquosa de acácia com HCl diluído confirma a presença de açúcares redutores. Esta reação química fornece informações cruciais sobre a composição da amostra, ajudando na sua identificação. A ebulição da solução resultante com a solução de Fehling produz um precipitado vermelho-tijolo de óxido cuproso, corroborando ainda mais a presença de açúcares redutores na solução de acácia. Através da aplicação sistemática de técnicas de dissolução e reacções químicas, complementadas por uma observação cuidadosa das alterações observáveis, a identidade da substância farmacêutica pode ser determinada com precisão. Cada etapa do processo serve para revelar características e propriedades específicas da amostra, permitindo aos farmacognosistas e investigadores tirar conclusões informadas sobre a sua composição e potenciais aplicações em formulações farmacêuticas.

Conclusão:

As características morfológicas observadas, combinadas com os resultados dos testes químicos, identificam de forma conclusiva o material em bruto fornecido como Acácia. As suas propriedades distintas, incluindo a ausência de precipitados quando combinadas com acetato de chumbo, a resistência à solução de iodo e a ausência de reação com FeCl3, estão em conformidade com os atributos conhecidos da Acácia. Para além disso, a confirmação de açúcares redutores após hidrólise e a formação de um precipitado de óxido cuproso com a solução de Fehling apoiam ainda mais a sua identificação como Acácia. Esta análise abrangente garante uma identificação exacta e sublinha a importância de combinar avaliações morfológicas e químicas na análise farmacêutica.

EX NO. 3 ENSAIO QUÍMICO: PARA ÁGAR

Objetivo:

Identificação de substâncias farmacêuticas: Ágar

SI. Nã o.	Teste	Observação	Inferência
1.	Ferver 1 g de ágar com 10 ml de água até a solução ficar afetada, arrefecer até à temperatura ambiente	Forma-se um jato de deslizamento. (Forma-se uma massa gelatinosa)	Ágar
2.	Solução de ágar a 0,2%, + solução aquosa de ácido tânico	Não se forma nenhum precipitado	Distinção de gelatina
3.	Aquecer uma pequena amostra numa solução alcoólica de hidróxido de potássio. Hidróxido	A cor amarelo canário é produzida	Ágar presente
4.	Montar uma pequena quantidade de pó na solução de vermelho de ruténio e examinar ao microscópio	As partículas adquirem uma cor vermelha ou cor-de-rosa	Presença de mucilagem no ágar
5.	Adicionar 1 gota de solução de iodo N/10 a 10 ml de decocção de ágar. Arrefecer rapidamente em água corrente até à temperatura ambiente	Produz-se uma cor carmesim ou amarelo-pálido	O ágar está presente
6.	Adicionar 0,5 ml de HCl conc. a 4 ml de solução de ágar a 0,5%. Aquecer em banho-maria durante 30 minutos, arrefecer à temperatura ambiente e dividir em duas porções.	a) Adicionar 3 ml de solução de NaOH a 10% e a solução de Fehling b) Adicionar 10% de solução de cloreto de bário.	Obtém-se um ppt vermelho de óxido cuproso. Obtém-se um ligeiro ppt branco de sulfato de bário. Estão presentes açúcares redutores.
7.	Incinerar o ágar até formar cinzas, adicionar uma gota de con. HCl observar ao microscópio	Fragmentos de diatomáceas	Sulfato em ágar. O ágar está presente.

Conclusão:

Com base nas características morfológicas e nos resultados dos testes químicos efectuados, foi determinado que a matéria-prima fornecida é o ágar.

EX NO. 4 ENSAIO QUÍMICO: PARA GELATINA

Objetivo:

Identificação de substâncias farmacêuticas: Gelatina

Antecedentes

A gelatina, uma proteína versátil derivada do colagénio presente nos tecidos conjuntivos animais, está disponível em várias formas, incluindo folhas finas, tiras ou pó granulado. A gelatina de alta qualidade apresenta-se normalmente como uma substância semi-cristalina amarela clara, reflectindo a sua pureza e qualidade. A sua aparência é uniforme, sem impurezas, e exibe uma translucidez caraterística.

Uma das características que definem a gelatina é a sua natureza inodora e insípida, tornando-a adequada para uma vasta gama de aplicações culinárias e farmacêuticas. Esta neutralidade permite que a gelatina se integre perfeitamente em várias receitas e formulações sem transmitir qualquer sabor ou cheiro percetível.

Quando exposta à água fria, a gelatina demonstra propriedades únicas de inchaço. Inicialmente, absorve água e incha, aumentando gradualmente de volume. Após o aquecimento, as partículas de gelatina se dispersam ainda mais, levando à formação de uma solução viscosa. Este processo é essencial para a dissolução da gelatina e a sua subsequente incorporação em receitas e formulações. A solução resultante apresenta uma textura suave e homogénea, ideal para a criação de géis, emulsões e revestimentos nas indústrias alimentar e farmacêutica.

A capacidade da gelatina para formar géis em concentrações relativamente baixas torna-a inestimável em produtos alimentares como sobremesas, rebuçados de goma e artigos de confeitaria. Além disso, as suas propriedades de formação de película encontram aplicações em formulações de encapsulamento, revestimento e libertação controlada em produtos farmacêuticos e nutracêuticos.

De um modo geral, as características morfológicas distintas da gelatina, juntamente com as suas propriedades únicas de dilatação e dissolução, fazem dela um ingrediente amplamente utilizado em várias indústrias. A sua versatilidade, funcionalidade e compatibilidade com outros ingredientes tornam-na um componente indispensável na formulação de diversos produtos, contribuindo para a sua utilização generalizada e popularidade em todo o mundo.

Testes químicos:

A gelatina, uma substância proteica derivada do colagénio, apresenta uma série de reacções químicas que são indicativas da sua composição e propriedades. Estas reacções desempenham um papel crucial na identificação e caraterização da gelatina, facilitando a sua aplicação em várias indústrias, incluindo a alimentar, a farmacêutica e a cosmética.

Quando a gelatina é aquecida com cal sodada num tubo de ensaio seco, ocorre a evolução do amoníaco. Esta reação é atribuída à presença de compostos azotados na gelatina, que sofrem decomposição em condições alcalinas. A libertação de gás amoníaco serve como indicador de diagnóstico da natureza proteica da gelatina e do seu teor de azoto.

A combinação de uma solução de gelatina com o reagente de Million leva à formação de um precipitado branco, que se torna vermelho após aquecimento. O reagente de Million, constituído por sulfato de cobre e hidróxido de potássio, reage com as ligações peptídicas presentes na gelatina, resultando na formação de um complexo entre os iões de cobre e os grupos peptídicos. Após aquecimento, este complexo sofre oxidação adicional, levando à coloração vermelha caraterística, indicativa da presença de ligações peptídicas na gelatina.

A mistura de gelatina com uma solução de ácido tânico produz um precipitado branco-amarelado. Esta reação é atribuída à formação de complexos insolúveis entre o ácido tânico e os componentes proteicos da gelatina. O ácido tânico, um composto polifenólico, interage com as moléculas de proteína através de ligações de hidrogénio e interacções hidrofóbicas, resultando na precipitação do complexo gelatina-ácido tânico.

A realização do teste de Biureto com uma solução de teste de gelatina, seguida da adição de NaOH, resulta na formação de um precipitado de cor branca a azul-esbranquiçada, que permanece insolúvel após aquecimento. O teste de Biureto baseia-se na deteção de ligações peptídicas nas proteínas, que reagem com iões de cobre em condições alcalinas para formar um complexo de cor violeta conhecido como complexo de Biureto. A insolubilidade do precipitado após aquecimento confirma ainda mais a presença de material proteico na gelatina.

A adição de ácido pícrico a uma solução de gelatina resulta na formação de um precipitado amarelo. O ácido pícrico, um derivado do trinitrofenol, interage com as moléculas de proteína da gelatina, levando à formação de complexos insolúveis. Esta reação é indicativa da presença de material proteico na gelatina e serve como um teste qualitativo para a sua identificação.

Da mesma forma, a introdução de trinitrofenol numa solução aquosa de gelatina produz um precipitado amarelo. O trinitrofenol, também conhecido como ácido pícrico, reage com as moléculas de proteína presentes na gelatina, formando complexos insolúveis. Esta reação é consistente com a formação de precipitados observados noutros testes, confirmando ainda mais a natureza proteica da gelatina.

As reacções químicas descritas fornecem informações valiosas sobre a composição e as propriedades da gelatina. Ao empregar uma combinação de testes qualitativos, os investigadores podem identificar e caraterizar com precisão a gelatina, permitindo a sua utilização efectiva em várias aplicações industriais.

Conclusão:

Com base nas características morfológicas distintivas observadas, tais como o aspeto semi-cristalino amarelo claro e a capacidade de formar uma solução viscosa após dissolução em água, combinadas com os resultados dos testes químicos efectuados, a substância em bruto fornecida foi identificada como Gelatina. A evolução do amoníaco após aquecimento com cal sodada, a formação de um precipitado branco com o reagente de Million, que se torna vermelho após aquecimento, e a produção de um precipitado branco-amarelado quando misturado com uma solução de ácido tânico são todos consistentes com as reacções esperadas da gelatina. Além disso, os resultados positivos obtidos no teste do Biureto, no teste do ácido pícrico e no teste do trinitrofenol apoiam ainda mais a identificação da substância como gelatina. Esta análise abrangente, que integra características morfológicas e químicas, garante a identificação exacta da gelatina, uma substância proteica amplamente utilizada com diversas aplicações em várias indústrias.

EX NO. 5 ENSAIO QUÍMICO: PARA O AMIDO

Objetivo:

Identificação de substâncias farmacêuticas: Amido

A amilose, um polissacárido presente no amido, desempenha um papel crucial em vários processos biológicos e caracteriza-se pela sua estrutura e propriedades únicas. Composta por longas cadeias poliméricas de unidades de glucose ligadas por ligações alfa acetais, a amilose apresenta comportamentos distintos quando dissolvida em água quente. Ao contrário da amilopectina, que permanece totalmente insolúvel, a amilose dispersa partículas coloidais quando dissolvida, formando uma suspensão coloidal.

A estrutura da amilose é composta por unidades monoméricas de alfa-D-glicose ligadas entre si por ligações alfa acetais, ligando o C#1 de uma molécula de glicose ao C#4 da molécula seguinte. Esta disposição resulta numa cadeia polimérica linear, caracterizada pela sua estrutura helicoidal ou espiral, semelhante a uma mola enrolada. Os ângulos de ligação na ligação alfa-acetal contribuem para a formação desta estrutura helicoidal, proporcionando estabilidade e rigidez à molécula de amilose.

A estrutura helicoidal única da amilose desempenha um papel significativo na sua funcionalidade e actividades biológicas. Por exemplo, serve como uma molécula de armazenamento de energia nas plantas, onde forma grânulos dentro das células vegetais. Além disso, a amilose está envolvida em processos como a formação de gel e a retrogradação, que são cruciais na ciência e tecnologia alimentar.

Quando a amilose é dissolvida em água quente, a estrutura helicoidal desenrola-se, permitindo que as moléculas de água penetrem e interajam com as unidades de glucose ao longo da cadeia do polímero. Esta interação leva à dispersão de partículas coloidais, resultando na formação de uma suspensão coloidal. No entanto, à medida que a solução arrefece, a estrutura helicoidal reforma-se, fazendo com que as moléculas de amilose se agreguem e formem uma rede semelhante a um gel. Este processo, conhecido como retrogradação, é responsável pelo endurecimento ou estagnação dos alimentos amiláceos cozinhados ao longo do tempo.

A amilose, caracterizada pela sua estrutura helicoidal e ligações alfa acetais, apresenta propriedades únicas, como a dispersão coloidal em água quente e a formação de gel após arrefecimento. As suas características estruturais e funcionalidades desempenham papéis vitais em vários processos biológicos e tecnológicos, tornando-a um componente significativo do amido e um tema de interesse na investigação científica e nas aplicações.

Teste químico para amido ou iodo

A propriedade distintiva da amilose no amido, que explica o aparecimento de uma tonalidade azul profunda na presença de iodo, é atribuída às suas características estruturais únicas. Quando o iodo interage com a amilose, forma um complexo que penetra na estrutura helicoidal das moléculas de amilose. Este processo de complexação é facilitado pela formação do reagente iodo-KI, obtido pela dissolução do iodo em água juntamente com iodeto de potássio. O complexo linear de iões triiodeto resultante é solúvel e infiltra-se facilmente na bobina de amilose.

A interação entre o iodo e a amilose resulta na formação de uma coloração azul-preta intensa, caraterística do complexo iodo-amilose. Esta mudança de cor serve como teste qualitativo para a presença de amilose em substâncias que contêm amido e é amplamente utilizada em laboratório e na culinária para a identificação e análise do amido. Globalmente, o fenómeno de complexação iodo-amilose realça a intrincada interação entre estruturas moleculares e interacções químicas, sublinhando a importância da amilose na química do amido e nas suas aplicações práticas.

Conclusão

As características morfológicas observadas, combinadas com os resultados dos testes químicos efectuados, levam ao reconhecimento da matéria-prima fornecida como amido. O aparecimento de uma substância semi-cristalina de cor amarela clara, juntamente com a formação de uma solução viscosa após dissolução em água quente, está de acordo com as propriedades conhecidas do amido. Além disso, o aparecimento de uma tonalidade azul profunda na presença de iodo, indicativa da formação do complexo iodo-amilose, confirma a presença de amido na amostra. Além disso, a ausência de precipitados quando combinados com acetato de chumbo e a ausência de reação com FeCl3 apoiam ainda mais a identificação do amido. Globalmente, a análise exaustiva das características morfológicas e os resultados dos testes químicos fornecem provas convincentes da presença de amido na matéria-prima fornecida, realçando a sua importância em várias indústrias, incluindo a alimentar, a farmacêutica e a têxtil.

EX NO. 6 TESTE QUÍMICO: PARA O MEL

SI. Nã o.	Teste	Observação	Inferência
1.	Teste de Fiehe	Misturar 3 ml de mel com 2 ml de éter, agitar bem, deixar separar as camadas e evaporar até à secura. A camada etérea superior é recolhida, evaporada e o resíduo tratado com resorcinol e HCl a 1%.	A cor rosa transitória indica mel puro. A cor vermelha permanente sugere adulteração com açúcar invertido.
2.	Teste de Molisch	Mel tratado com alfa-naftol e ácido sulfúrico concentrado.	A coloração púrpura indica a presença de hidratos de carbono.
3.	Teste de redução de açúcar	Mel aquecido e misturado com uma gota da solução A e B de Fehling.	A coloração vermelho-tijolo do óxido cuproso indica a presença de monossacáridos.

Conclusão:

Com base nas características morfológicas observadas e nos resultados dos testes químicos acima descritos, a matéria-prima fornecida é identificada como mel.

EX NO. 7 ENSAIO QUÍMICO: PARA ÓLEO DE RÍCINO

N.º SI	Teste	Observação	Inferência
1.	Adicionar 5 ml de éter de petróleo leve (40°C-60°C) a 10 ml de óleo de rícino	Solução límpida; o aumento do éter de petróleo para cerca de 15 ml resulta numa mistura turva	Presença de óleo de rícino
2.	Misturar o óleo com um volume igual de álcool e arrefecer a 0°C durante 3 horas	Líquido transparente obtido	Presença de óleo de rícino

Conclusão:

Com base nas características morfológicas observadas e nos resultados dos testes químicos acima descritos, a matéria-prima fornecida é reconhecida como óleo de rícino.

EX NO. 8 DETERMINAÇÃO DO NÚMERO DE ESTOMAS

Os estomas, estruturas cruciais que se encontram na epiderme das folhas das plantas, servem de porta de entrada para as trocas gasosas e regulam o processo de transpiração. Constituídos por duas células de guarda em forma de rim rodeadas por células epidérmicas (subsidiárias), os estomas desempenham um papel fundamental na fisiologia das plantas, influenciando factores como a fotossíntese, o equilíbrio hídrico e a resposta a estímulos ambientais.

Nas folhas de dicotiledóneas, os estomas estão normalmente dispostos num padrão disperso pela epiderme, sendo cada estoma guardado por duas células de guarda especializadas. Estas células de guarda possuem a capacidade de mudar de forma em resposta a vários sinais ambientais, regulando o tamanho da abertura estomática e, assim, controlando a taxa de trocas gasosas e a perda de água. Compreender a natureza dos estomas e os seus parâmetros associados, tais como o índice estomático e o número de estomas, é essencial para a taxonomia vegetal e estudos ecológicos. O número de estomas refere-se à contagem média de estomas por milímetro quadrado de epiderme foliar. Embora esta contagem possa variar devido a factores como a idade da folha e as condições ambientais, a investigação sugere que a relação entre a contagem de estomas e a contagem total de células epidérmicas permanece relativamente constante em diferentes fases de desenvolvimento e contextos ambientais. O índice estomático, por outro lado, representa a percentagem de estomas em relação ao número total de células epidérmicas numa determinada área da superfície foliar. É calculado através da fórmula:

Índice estomático = (S x 100) / (E + S),

onde S representa o número de estomas por unidade de área e E representa o número de células epidérmicas na mesma unidade de área. Cada estoma é contado como uma célula neste cálculo. O índice estomático é uma ferramenta de diagnóstico valiosa para a identificação e diferenciação de espécies de plantas, particularmente dentro de taxa estreitamente relacionados. Ao comparar os índices estomáticos de diferentes espécimes, os investigadores podem discernir diferenças subtis na morfologia e fisiologia das folhas, ajudando na delimitação e classificação das espécies.

O índice estomático permanece relativamente estável em diferentes condições ambientais e estágios de desenvolvimento, tornando-o particularmente útil para estudos comparativos. Quer se analisem espécimes secos ao ar ou folhas frescas, o índice estomático fornece uma medida consistente da abundância de estomas em relação à população total de células epidérmicas. Os estomas são estruturas integrais nas folhas das plantas, regulando as trocas gasosas e a transpiração. Parâmetros como o índice estomático e o número de estomas fornecem informações valiosas sobre a morfologia e a fisiologia das folhas, ajudando na identificação de espécies e em estudos ecológicos. O índice estomático, em particular, serve como uma ferramenta de diagnóstico fiável para distinguir entre espécies estreitamente relacionadas e avaliar as suas respostas a alterações ambientais.

Requisitos:

Para realizar observações microscópicas, são essenciais os seguintes equipamentos e materiais: um microscópio composto para ampliação, uma câmara lúcida para desenhar com precisão, uma prancheta para estabilidade, microlâminas e vidros de cobertura para preparação de amostras, pinças para manusear as amostras, uma lâmpada de álcool para aquecimento, um pequeno vidro de relógio para conter líquidos, uma lâmina para preparação de amostras, fita adesiva para montagem de lâminas, folhas de desenho para registar observações, um lápis de cor escura com uma mina afiada para desenhar e solução de hidrato de cloral para limpar as amostras. Estes instrumentos permitem o exame pormenorizado e a documentação de estruturas microscópicas, facilitando a investigação científica e o ensino em domínios como a biologia, a botânica e a patologia.

Procedimento:

Preparação das folhas:

A preparação das folhas para o exame microscópico envolve várias etapas para garantir a observação e análise exactas das estruturas foliares, em especial dos estomas e das células epidérmicas. O método varia consoante se trate de folhas frescas ou maduras, bem como da sua espessura e tamanho.

Para folhas frescas:

No caso das folhas frescas, o procedimento começa por selecionar uma porção adequada da folha para exame. No caso de folhas espessas, a epiderme pode por vezes ser facilmente descascada, partindo-a em pedaços. A epiderme é separada do resto da folha e tratada com uma solução de hidrato de cloral. Este tratamento ajuda a limpar o tecido, tornando-o transparente e mais fácil de observar ao microscópio. De seguida, cortam-se vários pedaços quadrados de 5 mm de lado na parte central entre a lâmina e a nervura mediana da folha. Em seguida, os pedaços de folha são fervidos com hidrato de cloral num tubo de ensaio colocado num banho de água até a epiderme se separar. A epiderme separada é cuidadosamente colocada numa lâmina de microscópio com um pincel. Adicionam-se uma a duas gotas de solução de hidrato de cloral à lâmina para limpar ainda mais o tecido e aumentar a visibilidade. A lâmina é então arrefecida e coberta com um vidro de cobertura para evitar a evaporação e proteger a amostra. Um método alternativo para criar impressões epidérmicas envolve a aplicação de um pequeno pedaço de gel de gelatina a 50% numa lâmina quente com uma agulha. Uma folha fresca é pressionada sobre o gel e a lâmina é arrefecida sob uma torneira de água até o gel solidificar. A folha é então removida, deixando uma impressão dos estomas e das células epidérmicas no gel. Utilizando uma câmara lúcida, as células epidérmicas e os estomas podem ser identificados para posterior análise e documentação.

No caso das folhas maduras, o processo de preparação é semelhante, mas utiliza-se a folha inteira ou pedaços quadrados de 5 mm da parte média entre a lâmina e a nervura central, consoante o tamanho da folha. O resto do procedimento, incluindo a fervura com hidrato de cloral e a montagem em lâminas, permanece o mesmo.

Em geral, uma preparação cuidadosa das folhas é essencial para obter imagens microscópicas claras e exactas dos estomas e das células epidérmicas. Seguindo protocolos normalizados e utilizando técnicas adequadas, os investigadores podem estudar eficazmente a morfologia e a fisiologia das folhas, contribuindo para a nossa compreensão da biologia e ecologia das plantas.

Folha seca:

O processo de preparação das folhas e de exame dos estomas e das células epidérmicas envolve várias etapas destinadas a obter observações claras e exactas. Seguindo protocolos normalizados e utilizando técnicas adequadas, os investigadores podem estudar eficazmente a morfologia e a fisiologia das folhas, contribuindo para a nossa compreensão da biologia e ecologia das plantas.

O primeiro passo do procedimento consiste em aquecer a folha com hidrato de cloral num tubo de ensaio em banho-maria durante 30 minutos. Este tratamento ajuda a limpar o tecido da folha, tornando-o transparente e mais fácil de observar ao microscópio. Após o aquecimento, a folha é cortada em dois pedaços para observar se os estomas estão presentes em ambas as superfícies ou apenas numa.

Para examinar melhor a distribuição dos estomas, a folha limpa é posicionada com as nervuras viradas para baixo para expor a epiderme superior. A outra metade da folha é posicionada com as nervuras viradas para cima para revelar a epiderme inferior. Adicionam-se duas gotas de glicerina a cada metade e coloca-se um vidro de cobertura sobre elas. As lâminas são então rotuladas como "superior" e "inferior", respetivamente, para efeitos de identificação. Sob o microscópio, as células epidérmicas e os estomas são traçados e registados para análise posterior. Esta etapa permite aos investigadores quantificar a densidade e a distribuição dos estomas nas superfícies das folhas, fornecendo informações valiosas sobre a estrutura e a função da folha.

Nos casos em que a folha é excessivamente espessa e escura, são tomadas medidas adicionais para separar a epiderme. Depois de limpar a folha com hidrato de cloral, esta é cortada em duas metades. Uma das metades é colocada com a superfície superior virada para baixo e o tecido superior é raspado suavemente com o gume de uma lâmina de barbear. Durante este processo, tem-se o cuidado de não perturbar a epiderme superior. A camada de células remanescente é a epiderme superior, que é então virada ao contrário para o traçado.

O procedimento é repetido com a segunda metade da folha, desta vez posicionando a superfície inferior virada para baixo. Seguem-se as etapas 3 e 4 para expor a epiderme inferior e traçar as células.

É importante notar que a distribuição dos estomas nas superfícies das folhas varia consoante a espécie de planta e o tipo de folha. Geralmente, as ervas e os pequenos arbustos têm estomas em ambas as superfícies, enquanto que nas espécies arbóreas, os estomas estão normalmente presentes na superfície inferior. Nas folhas dorsiventrais, o número de estomas é maior na superfície inferior, enquanto que nas folhas isobilaterais o número de estomas é quase o mesmo.

O processo de preparação das folhas e de exame dos estomas e das células epidérmicas envolve uma observação cuidadosa e um registo meticuloso dos resultados. Seguindo protocolos padronizados e empregando técnicas apropriadas, os investigadores podem obter informações valiosas sobre a estrutura e a função das folhas, fazendo avançar a nossa compreensão da biologia e ecologia das plantas.

Rastreio de células:

Nesta experiência, a determinação da contagem de células por milímetro quadrado é essencial para avaliar com precisão a densidade e a distribuição dos estomas na superfície da folha. Para garantir medições precisas, podem ser necessários ajustes, dependendo do tipo de câmara lúcida utilizado.

Se se utilizar uma câmara lúcida rápida, é necessário ajustar a prancheta de desenho para alinhar com o campo de visão do microscópio. Este ajuste garante que a imagem projectada da ocular do microscópio seja sobreposta com precisão à superfície de desenho. No entanto, se utilizar a câmara lúcida de Abbe, não é necessário qualquer ajuste, uma vez que este dispositivo foi concebido para manter o alinhamento sem modificações adicionais. Para estabelecer a ampliação correcta para os desenhos, utiliza-se um micrómetro de fase. Uma linha de 1mm é desenhada numa folha de desenho com uma ampliação de 10x10. Em seguida, desenha-se um quadrado de 10 cm sobre esta linha, o que corresponde a uma ampliação de 10x10 (1mm = 10 cm), garantindo assim uma escala exacta.

Após este processo de calibração, o micrómetro é substituído por uma lâmina preparada da folha, de acordo com as instruções para a determinação do índice estomático. Utilizando a câmara lúcida, o número de estomas dentro do quadrado é marcado na superfície de desenho. Os estomas são então contados dentro da área quadrada designada, fornecendo uma medida da densidade estomática por milímetro quadrado.

Para garantir a precisão e a fiabilidade, é aconselhável fazer várias leituras. Normalmente são efectuadas vinte e cinco leituras e é calculada a contagem média de estomas por milímetro quadrado. Adicionalmente, é importante anotar o lado a partir do qual a contagem de estomas é determinada, bem como quaisquer observações relevantes relativamente à distribuição e morfologia dos estomas.

Em alternativa, a contagem direta dos estomas pode ser realizada utilizando um micrómetro de ocular quadrada, se não forem necessários desenhos detalhados. Este método envolve a contagem visual dos estomas dentro dos quadrados da grelha do micrómetro ocular, fornecendo uma avaliação direta da densidade estomática.

Em geral, a atenção meticulosa aos pormenores e uma metodologia consistente são cruciais para obter medições precisas da densidade estomática, contribuindo para a nossa compreensão da fisiologia das folhas e da adaptação às condições ambientais.

Conclusão:

O número estomático e o índice estomático da folha fornecida são

EX NO. 9 DETERMINAÇÃO DO ÍNDICE ESTOMÁTICO

Os estomas, poros epidérmicos minúsculos que se encontram nas superfícies das folhas e caules das plantas, são estruturas essenciais que facilitam processos fisiológicos cruciais nas plantas. Estes poros microscópicos, designados singularmente por estoma, são normalmente cobertos por duas células-guarda especializadas em forma de rim, rodeadas por células epidérmicas subsidiárias. Os estomas servem de porta de entrada para a troca de gases, incluindo oxigénio e dióxido de carbono, bem como para a regulação do vapor de água durante a transpiração.

Nas folhas das dicotiledóneas, os estomas desempenham um papel fundamental na regulação das trocas gasosas e da perda de água através da transpiração. A compreensão da natureza dos estomas, juntamente com parâmetros como o índice estomático e o número de estomas, fornece informações valiosas sobre a morfologia, fisiologia e adaptação das folhas às condições ambientais. O número de estomas refere-se à contagem média de estomas por milímetro quadrado da epiderme da folha. Embora a contagem real de estomas possa variar entre folhas da mesma planta cultivadas em diferentes ambientes ou sob diferentes condições climáticas, a investigação indica que a relação entre a contagem de estomas e o número total de células epidérmicas numa determinada área permanece relativamente constante em diferentes idades da planta e sob várias condições climáticas. Esta estabilidade na relação entre o número de estomas e o número de células epidérmicas sublinha a importância da densidade estomática como caraterística de diagnóstico para a identificação de espécies e estudos ecológicos.

O índice estomático, por outro lado, representa a percentagem de estomas em relação ao número total de células epidérmicas numa determinada área da superfície foliar. Cada estoma é contado como uma célula neste cálculo. A fórmula para calcular o índice estomático é

Índice estomático = (S x 100) / (E + S),

em que "S" representa o número de estomas por unidade de área e "E" representa o número de células epidérmicas na mesma unidade de área.

Uma das características notáveis do índice estomático é a sua relativa constância em diferentes condições ambientais e estágios de desenvolvimento da planta. Enquanto o número de estomas pode flutuar significativamente com a idade da folha e alterações ambientais, o índice estomático tende a permanecer relativamente estável. Como resultado, o índice estomático serve como uma ferramenta de diagnóstico robusta para a identificação e classificação de espécies, bem como para avaliar as respostas das plantas a factores de stress ambiental como a seca, temperaturas extremas e poluição atmosférica. O significado do índice estomático estende-se para além da identificação de espécies para estudos ecológicos e evolutivos mais alargados. Ao quantificar a densidade e a distribuição dos estomas em diferentes taxa de plantas, os investigadores podem obter informações sobre as estratégias de adaptação das plantas, as relações evolutivas e as respostas às condições ambientais passadas e presentes.

Os estomas são estruturas fundamentais nas folhas das plantas, regulando as trocas gasosas e o fluxo de vapor de água. Parâmetros como o índice estomático e o número de estomas fornecem métricas valiosas para avaliar a morfologia, a fisiologia e as adaptações ecológicas das folhas. A sua relativa constância torna o índice estomático particularmente valioso como caraterística diagnóstica para a identificação de espécies e estudos ecológicos, realçando a intrincada relação entre as plantas e o seu ambiente.

Requisitos:

Para efetuar observações microscópicas detalhadas, é necessário um conjunto de equipamentos e materiais essenciais. Este inclui um microscópio composto para ampliação, uma câmara lúcida para um desenho preciso e uma prancheta para estabilidade durante o esboço. Além disso, são necessárias lâminas de microscópio e vidros de cobertura para a preparação das amostras, bem como pinças para as manipular e uma lâmpada de álcool para aquecer. Um pequeno vidro de relógio serve de recipiente para líquidos, enquanto uma lâmina e fita adesiva ajudam na preparação e montagem dos espécimes. Para registar as observações, são utilizadas folhas de desenho e um lápis de cor escura com ponta afiada. Por fim, a solução de hidrato de cloral é essencial para limpar as amostras, garantindo uma visibilidade óptima ao microscópio. Estas ferramentas permitem coletivamente aos investigadores realizar exames microscópicos detalhados e precisos, contribuindo para a compreensão científica em vários campos, como a biologia, a botânica e a patologia.

Procedimento:

Preparação da lâmina:

O processo de preparação de uma folha para exame microscópico é um procedimento meticuloso destinado a obter observações claras e pormenorizadas da estrutura epidérmica da folha, incluindo a distribuição e a morfologia dos estomas e das células epidérmicas. Este procedimento é particularmente importante na investigação botânica, onde a compreensão da anatomia e fisiologia da folha é fundamental para estudar a adaptação, o crescimento e a resposta das plantas a factores ambientais.

Para folhas frescas:

Para começar, selecciona-se uma folha madura como amostra para exame. Se a folha for pequena, pode ser utilizada na sua totalidade. No entanto, no caso de folhas maiores, é necessário obter amostras representativas, cortando pedaços quadrados de 5 mm da parte média entre a lâmina e a nervura central. Desta forma, garante-se que a secção da folha observada é típica da sua estrutura geral.

No caso das folhas frescas, especialmente as que apresentam tecidos espessos, a epiderme pode ser separada, partindo-a em pedaços por ação de cisalhamento. Uma vez separada a epiderme, esta é tratada com uma solução de hidrato de cloral. O hidrato de cloral actua como um agente de limpeza, tornando as células epidérmicas transparentes e mais fáceis de visualizar ao microscópio. Em seguida, cortam-se vários pedaços de 5 mm da parte média da folha, entre a lâmina e a nervura central. Estes pedaços de folha são então fervidos com hidrato de cloral num tubo de ensaio colocado num banho de água até a epiderme se separar. A epiderme separada é cuidadosamente transferida para uma lâmina de microscópio com um pincel. Adicionam-se 1-2 gotas de hidrato de cloral à lâmina para garantir a clareza da amostra. Em seguida, deixa-se arrefecer a lâmina e coloca-se um vidro de cobertura sobre a epiderme para a proteger e evitar a desidratação. Em alternativa, pode criar-se uma impressão da epiderme utilizando um pequeno pedaço de gel de gelatina a 50%. O gel é espalhado numa lâmina quente e uma folha fresca é suavemente pressionada sobre ela. A lâmina é então arrefecida sob uma torneira de água até o gel solidificar. Uma vez preparados os estomas e as células epidérmicas na lâmina, utiliza-se uma câmara lúcida para traçar os seus contornos. A câmara lúcida é um instrumento ótico que projecta a imagem da amostra sobre uma superfície de desenho, permitindo traçar com precisão e pormenor as estruturas microscópicas.O processo de preparação de uma folha para exame microscópico envolve várias etapas para garantir a clareza e a visibilidade das células epidérmicas e dos estomas. Seguindo estes passos cuidadosamente, os investigadores podem obter informações valiosas sobre a anatomia e a função da folha, contribuindo para a nossa compreensão da biologia e ecologia das plantas.

Folha seca:

O processo de preparação de uma folha para exame microscópico envolve uma série de passos para garantir a clareza e a visibilidade dos estomas e das células epidérmicas. O aquecimento da folha com hidrato de cloral num tubo de ensaio em banho-maria durante 30 minutos serve para limpar o tecido foliar, tornando-o transparente e mais fácil de observar ao microscópio. Este passo é crucial para obter observações claras e pormenorizadas da estrutura epidérmica da folha. Após o aquecimento, a folha é cortada em dois pedaços para determinar a presença de estomas em ambas as superfícies. A observação da folha ao microscópio permite aos investigadores avaliar se os estomas estão presentes nas superfícies superior e inferior ou apenas numa superfície. Esta informação é importante para compreender a distribuição dos estomas na superfície da folha e as suas implicações ecológicas. De seguida, a folha limpa é posicionada com as nervuras viradas para baixo para revelar a epiderme superior. Este posicionamento expõe a superfície superior da folha, permitindo um exame pormenorizado dos estomas e das células epidérmicas nesta região. Do mesmo modo, a outra metade da folha é posicionada com as nervuras viradas para cima, de modo a expor a epiderme inferior, permitindo uma visão completa dos estomas e das células epidérmicas em ambas as superfícies. São adicionadas duas gotas de glicerina a cada metade da folha e é colocado um vidro de cobertura sobre elas para proteger a amostra e evitar a desidratação. As lâminas são então etiquetadas como "superior" e "inferior" para diferenciar as observações efectuadas em cada superfície. Utilizando um microscópio equipado com uma câmara lúcida, as células epidérmicas e os estomas são traçados e registados para análise posterior.

Seguindo estes passos, os investigadores podem obter observações claras e precisas dos estomas e das células epidérmicas, fornecendo informações valiosas sobre a morfologia e a fisiologia das folhas. Esta informação contribui para a nossa compreensão da adaptação e resposta das plantas às condições ambientais, tornando-a essencial para estudos ecológicos e botânicos.

Para folhas espessas e escuras:

Depois de limpar a folha com hidrato de cloral para aumentar a transparência, é necessário dissecar cuidadosamente a folha em duas metades para examinar a distribuição dos estomas em cada superfície. Uma metade da folha é posicionada com a superfície superior virada para baixo. Com uma lâmina de barbear, raspa-se suavemente a camada superior do tecido, tendo o cuidado de não perturbar a epiderme superior. Os resíduos remanescentes são limpos com um pincel mergulhado numa solução de hidrato de cloral. Este processo remove seletivamente a camada superior de tecido, deixando intacta a epiderme superior.

A camada de células que permanece na epiderme superior é então cuidadosamente virada ao contrário para expor os estomas e as células epidérmicas para observação e rastreio. Isto permite um exame pormenorizado da distribuição e densidade dos estomas na superfície superior da folha.

Em seguida, repete-se o mesmo procedimento com a segunda metade da folha, desta vez colocando a superfície inferior virada para baixo. A camada inferior de tecido é igualmente raspada e os eventuais resíduos são limpos com uma solução de hidrato de cloral. A camada restante de células na epiderme inferior é então virada ao contrário para observação e rastreio, permitindo o exame da distribuição dos estomas na superfície inferior da folha. A distribuição dos estomas nas superfícies foliares varia consoante a espécie vegetal e a morfologia da folha. Geralmente, as ervas e os pequenos arbustos tendem a ter estomas em ambas as superfícies da folha, enquanto que nas espécies arbóreas, os estomas estão tipicamente confinados à superfície inferior. Nas folhas dorsiventrais, que apresentam superfícies superior e inferior distintas, é frequente encontrar mais estomas na superfície inferior, enquanto nas folhas isobilaterais, em que ambas as superfícies são estruturalmente semelhantes, o número de estomas pode estar distribuído de forma mais uniforme entre as superfícies superior e inferior. Ao dissecar cuidadosamente a folha e examinar a distribuição dos estomas em cada superfície, os investigadores podem obter informações valiosas sobre a anatomia da folha e as estratégias de adaptação, fornecendo informações importantes para estudos ecológicos e fisiológicos das espécies vegetais.

Rastreio de células:

Desenhar um quadrado de cerca de 8-10 cm numa folha de desenho ou em qualquer outra área unitária definida. Colocar a lâmina preparada na platina do microscópio.

Inicialmente, focar as células epidérmicas e os estomas com uma ampliação de 10x10 e, em seguida, passar para 10x40 ou 10x20 para uma observação pormenorizada.

Utilize uma câmara lúcida para localizar os estomas e as células epidérmicas no interior do quadrado.

Estender o traçado das células epidérmicas e dos estomas para além do quadrado, ao longo de dois lados adjacentes, para efeitos de contagem.

Numerar todas as células epidérmicas e estomas traçados no interior do quadrado.

Proceder à numeração das células que se sobrepõem mais de metade em dois lados adjacentes.

Cálculo
Índice estomático = (n.º de estomas × 100) / (n.º de estomas + células epidérmicas)

EX NO. 10 DETERMINAÇÃO DO NÚMERO DE ILHOTAS E DA TERMINAÇÃO DAS VEIAS

O estudo da anatomia e morfologia da folha envolve um exame pormenorizado de várias características estruturais, incluindo os ilhéus das nervuras e os números de terminação das nervuras. Os ilhéus das nervuras referem-se a pequenas áreas de tecido fotossintético rodeadas pelas divisões finais dos fios condutores numa folha. Estas estruturas desempenham um papel crucial na distribuição do tecido vascular e no transporte de água, nutrientes e açúcares através da folha.

Para determinar a distribuição e a densidade dos ilhéus das nervuras e o número de terminações das nervuras, é utilizado um método normalizado. Este método envolve a preparação de amostras de folhas e a utilização de técnicas de microscopia para efetuar observações e medições precisas.

Em primeiro lugar, um pedaço de folha é tratado fervendo-o numa solução de hidrato de cloral. O hidrato de cloral actua como um agente de limpeza, tornando o tecido foliar transparente e facilitando a visualização das estruturas internas ao microscópio. Este passo é essencial para obter observações claras e pormenorizadas dos ilhéus das veias e dos números de terminação das veias.

Em seguida, utilizando uma câmara lúcida e uma prancheta, é traçada uma linha de 1 mm na lâmina que contém o espécime de folha. Esta linha é criada com a ajuda de um micrómetro de bancada, assegurando medições precisas. Em seguida, constrói-se um quadrado sobre esta linha, no centro do campo. As dimensões do quadrado são cuidadosamente determinadas para representar uma área específica da superfície da folha, normalmente 1 milímetro quadrado.

A lâmina que contém o espécime de folha é então posicionada na platina do microscópio, e as veias dentro do quadrado são traçadas usando a câmara lúcida. Durante o traçado, é dada especial atenção aos ilhéus das nervuras, que são pequenas áreas de tecido fotossintético rodeadas por filamentos de nervuras. Estas estruturas são delineadas para determinar a sua distribuição e densidade no interior do quadrado.

Além disso, é contado o número de terminações de veios dentro do quadrado. As terminações dos veios representam os pontos finais dos filamentos das veias no tecido foliar. A contagem das terminações das veias fornece informações valiosas sobre a densidade do tecido vascular e o padrão de ramificação das veias dentro da folha.

Após o traçado e a contagem, calcula-se o número médio de ilhéus de nervuras e de números de terminação de nervuras dos quatro quadrados adjacentes. Este valor médio representa a densidade de ilhotas de veias e números de terminação de veias por milímetro quadrado de superfície foliar. Estas medições fornecem informações valiosas sobre a arquitetura vascular e o funcionamento fisiológico da folha, contribuindo para a nossa compreensão da anatomia vegetal e da adaptação às condições ambientais. Em conclusão, a determinação dos ilhéus das veias e do número de terminações das veias é um aspeto essencial da investigação da anatomia foliar. Utilizando métodos normalizados e técnicas de microscopia, os investigadores podem obter medições exactas e informações valiosas sobre as características estruturais e funcionais dos sistemas vasculares das folhas. Esta informação é vital para compreender a fisiologia das plantas, a adaptação e a dinâmica dos ecossistemas.

EX NO. 11 DETERMINAÇÃO DO RÁCIO DE PALIÇADA

Nos estudos botânicos, a compreensão da organização celular e da disposição dos tecidos foliares é crucial para desvendar os mecanismos intrincados subjacentes à fotossíntese e ao crescimento das plantas. Um dos principais parâmetros utilizados para avaliar a anatomia da folha é a relação paliçada, que fornece informações sobre a relação entre as camadas epidérmica e paliçada.

Para determinar a relação paliçada, é utilizada uma abordagem sistemática, que envolve a preparação de amostras de folhas e a utilização de técnicas de microscopia para observações e medições precisas. O processo começa com a seleção de uma amostra de folha, seguida da fervura de um pedaço da folha em hidrato de cloral. O hidrato de cloral funciona como um agente de limpeza, tornando o tecido da folha transparente e facilitando o exame microscópico.

Quando o tecido foliar estiver devidamente limpo, coloca-se uma parte da folha num microscópio equipado com uma câmara lúcida e uma prancheta de desenho. Utilizando uma lente objetiva de 4 mm, o contorno de quatro células epidérmicas é traçado na prancheta de desenho. A câmara lúcida ajuda a transferir com exatidão as imagens observadas para a prancheta de desenho, garantindo a precisão dos traçados.

Depois de traçar as células epidérmicas, o foco é deslocado para baixo, para a camada paliçada, que é o principal local de fotossíntese nas folhas. Traça-se um número suficiente de células da paliçada para cobrir a área delimitada pelas células epidérmicas. É dada especial atenção às células da paliçada que intersectam as paredes epidérmicas, uma vez que estas células se encontram diretamente por baixo da camada epidérmica e desempenham um papel crucial na captação da luz e na atividade fotossintética.

As células em paliçada localizadas diretamente por baixo das quatro células epidérmicas são contadas, excluindo as células que se encontram a menos de metade da área das células epidérmicas. Este processo de contagem meticuloso garante a exatidão na determinação do número de células em paliçada por baixo de cada célula epidérmica.

Para obter uma avaliação abrangente do rácio da paliçada, esta determinação é repetida para cinco grupos de quatro células epidérmicas de diferentes partes da folha. Ao recolher amostras de várias regiões da folha, os investigadores podem ter em conta as variações na organização e distribuição celular ao longo da superfície da folha.

Finalmente, o número médio de células da paliçada por baixo das células epidérmicas é calculado para cada grupo, e o rácio global da paliçada é determinado pela média destes valores. O rácio de paliçada fornece informações valiosas sobre a relação estrutural e funcional entre as camadas epidérmica e de paliçada, esclarecendo a capacidade da folha para a fotossíntese e as trocas gasosas. Em resumo, a determinação do rácio da paliçada envolve um processo meticuloso de exame microscópico e contagem de células. Ao utilizar este método, os investigadores obtêm informações valiosas sobre a organização celular dos tecidos foliares, contribuindo para a nossa compreensão da fisiologia das plantas e da adaptação às condições ambientais.

EX NO. 12 DETERMINAÇÃO DO TAMANHO DOS GRÃOS DE AMIDO

Antecedentes:

Medição de cristais com micrómetros de palco e de ocular.

Requisitos:

Na microscopia, a exatidão é fundamental e as medições precisas são essenciais para uma interpretação fiável dos dados. Para tal, são indispensáveis ferramentas como um microscópio com uma platina mecânica e uma ocular, juntamente com um micrómetro de platina. O micrómetro da platina fornece uma escala de referência conhecida, enquanto o micrómetro da ocular permite que as medições sejam feitas diretamente através do microscópio. A calibração do micrómetro ocular consiste em alinhá-lo com o micrómetro de platina para estabelecer uma correlação entre as duas escalas. Isto assegura que as medições efectuadas com o micrómetro ocular reflectem com precisão as dimensões observadas através do microscópio. A calibração envolve normalmente o ajuste do micrómetro ocular até que a sua escala coincida com a escala conhecida do micrómetro da platina, geralmente através da manipulação de um botão de calibração ou de uma escala no microscópio. Uma vez calibrado, o micrómetro ocular pode ser utilizado para efetuar medições precisas de objectos observados ao microscópio. Estas medições são vitais para várias aplicações, incluindo histologia, microbiologia e ciência dos materiais, onde a determinação exacta do tamanho é crucial para a investigação e análise.

Micrómetro de fase:

Ao calibrar um microscópio utilizando um micrómetro de fase, é crucial assegurar a orientação correcta da lâmina do micrómetro. Isto pode ser determinado apalpando os lados da lâmina, uma vez que existe normalmente uma ligeira elevação num dos lados. Uma vez identificada a orientação correcta, a lâmina é posicionada na platina do microscópio.

Em seguida, a escala gravada na lâmina do micrómetro é observada através da ocular do microscópio com uma ampliação de 10x. Partindo da extremidade do vidro de cobertura que contém a escala, o observador move-se em direção ao centro para localizar a escala no plano equatorial. Isto permite um posicionamento e alinhamento exactos da escala no campo de visão. Seguindo estes passos, a escala da platina micrométrica pode ser calibrada com precisão e alinhada com o micrómetro da ocular, assegurando medições exactas durante a microscopia. Este processo de calibração é essencial para obter resultados fiáveis e consistentes em várias aplicações científicas e de investigação.

Micrómetro de ocular:

Ao calibrar um micrómetro ocular para utilização com um microscópio, uma abordagem sistemática assegura medições precisas e uma interpretação fiável dos dados. O processo começa por remover a ocular do microscópio e desaparafusar a peça A, que mantém o micrómetro da ocular no lugar. Uma vez desaparafusada a peça A, o micrómetro da ocular é posicionado no nível B da ocular, onde existe normalmente uma dobradiça ou diafragma que serve de suporte. Isto assegura a estabilidade durante o processo de calibração, minimizando os erros de medição. Após o posicionamento do micrómetro ocular, a peça
A é aparafusado no seu lugar. É essencial verificar a numeração no micrómetro da ocular para assegurar que varia corretamente de zero a cem. Se os números aparecerem em ordem inversa, é necessário efetuar os ajustes necessários na escala. Este passo é fundamental para garantir que as medições efectuadas com o micrómetro ocular são precisas e consistentes. Isto permite um alinhamento preciso do micrómetro ocular com o sistema ótico do microscópio, optimizando a precisão das medições.

Durante todo o processo de calibração, é importante evitar inserir o micrómetro da ocular no tubo de extração do microscópio. Se o fizer, pode perturbar a calibração e resultar em medições incorrectas.

Seguindo estes passos, o micrómetro ocular pode ser corretamente calibrado para utilização com o microscópio, assegurando medições fiáveis para várias aplicações científicas e de investigação. Um micrómetro ocular bem calibrado aumenta a precisão e a reprodutibilidade das observações microscópicas, contribuindo para a exatidão dos resultados experimentais e da análise de dados.

Calibração do micrómetro ocular:

Ao preparar um microscópio para medições precisas, um processo de calibração meticuloso assegura que o sistema ótico está alinhado corretamente e que as medições são precisas e fiáveis. Esta calibração envolve o alinhamento das escalas do micrómetro da ocular e do micrómetro da platina, estabelecendo um ponto de referência conhecido para as medições. Para iniciar o processo de calibração, são seleccionadas as definições ópticas desejadas, assegurando que o microscópio está configurado para condições de visualização óptimas. A amostra de interesse é colocada na platina e o microscópio é focado para obter uma imagem nítida através da ocular. Em seguida, as escalas dos dois micrómetros são alinhadas de modo a sobreporem-se. Isto pode ser conseguido rodando a ocular para posicionar as escalas paralelas uma à outra, ou ajustando o micrómetro da platina até que as suas linhas coincidam com a escala da ocular. Um alinhamento cuidadoso é essencial para garantir medições exactas.

Uma vez alinhadas as escalas, o micrómetro da platina é ajustado até que as leituras "0" de ambas as escalas micrométricas fiquem alinhadas, ou até que uma divisão maior do micrómetro da platina coincida com uma linha na escala micrométrica da ocular. Isto estabelece um ponto de referência para a medição, permitindo que as leituras subsequentes sejam interpretadas com exatidão.

Com as leituras iniciais registadas, as balanças são cuidadosamente examinadas para identificar quais as leituras que coincidem exatamente no lado direito. Isto assegura que a calibração é exacta e que as medições são consistentes em toda a gama da escala. As leituras finais são registadas e o fator para uma divisão do micrómetro da ocular é calculado com base na diferença entre as leituras iniciais e finais.

Uma vez concluído o processo de calibração, o microscópio está pronto para efetuar medições. Com o microscópio composto configurado com o micrómetro da ocular e o micrómetro da platina calibrados, e com uma amostra montada em água glicerinada para uma clareza óptima, podem ser obtidas medições precisas para várias aplicações científicas e de investigação. Esta configuração calibrada assegura que as observações microscópicas são exactas e reprodutíveis, contribuindo para a fiabilidade dos resultados experimentais e da análise de dados em áreas como a biologia, a patologia e a ciência dos materiais.

Procedimento:

A calibração do micrómetro ocular é crucial para garantir medições precisas em microscopia. Este processo envolve a utilização de um micrómetro de fase para determinar o fator de calibração, que é depois aplicado para medir as dimensões dos objectos microscópicos. Uma vez calibrado, o microscópio pode ser utilizado para analisar várias amostras, tais como substâncias em pó suspensas em água glicerinada. Para calibrar o micrómetro ocular, utiliza-se um micrómetro de fase com dimensões conhecidas. Alinhando as escalas do micrómetro ocular e do micrómetro de bancada e ajustando-as até se sobreporem, é possível determinar um fator de calibração. Este fator representa a relação entre as unidades da escala do micrómetro da ocular e as dimensões reais observadas através do microscópio. Uma vez calibrado, o microscópio está pronto para medir as dimensões dos objectos microscópicos na amostra. Por exemplo, no caso da análise dos cristais de oxalato de cálcio na casca de cascara e na casca de frangula, uma pequena quantidade de amostra em pó é suspensa em água glicerinada e montada numa lâmina. Com o micrómetro de ocular calibrado, mede-se o comprimento e a largura de 25 cristais de oxalato de cálcio. As medidas obtidas no microscópio são depois multiplicadas pelo fator de calibração para obter as dimensões reais dos cristais. O cálculo da dimensão média e a indicação do intervalo de variação das dimensões permitem obter informações valiosas sobre a distribuição dos tamanhos dos cristais. No caso da casca de cascara, os cristais de oxalato de cálcio variam entre 10- 25-45 μm, indicando variabilidade no tamanho. Por outro lado, na casca de frangula, os cristais medem até 15 μm, sugerindo uma gama de tamanhos mais estreita. Em geral, este método permite a medição exacta e precisa de objectos microscópicos, fornecendo informações valiosas para investigação e análise em áreas como a farmacognosia, a botânica e as ciências farmacêuticas.

Conclusão:

O tamanho dos cristais de oxalato de cálcio da amostra dada é

EX NO. 13 DETERMINAÇÃO DO TAMANHO DOS CRISTAIS DE OXALATO DE CÁLCIO

Antecedentes:

Medição de cristais com micrómetros de palco e de ocular.

Requisitos:

Os microscópios equipados com plataformas mecânicas e micrómetros de ocular e de plataforma permitem medições exactas e precisas de objectos microscópicos. A calibração do micrómetro de ocular é essencial para garantir que as medições obtidas através do microscópio são exactas e fiáveis. Este processo de calibração envolve a utilização de um micrómetro de fase com dimensões conhecidas para determinar o fator de calibração do micrómetro ocular. Alinhando as escalas dos dois micrómetros e ajustando-as até se sobreporem, é estabelecido um fator de calibração. Este fator permite a conversão das medições efectuadas com o micrómetro ocular em dimensões reais, fornecendo informações valiosas para várias aplicações científicas e de investigação.

Micrómetro de fase:

Ao calibrar um microscópio, o primeiro passo é posicionar corretamente a lâmina micrométrica na platina do microscópio. Esta lâmina tem normalmente uma ligeira elevação num dos lados, que pode ser identificada passando os dedos ao longo dos seus lados. Uma vez determinada a orientação correcta, a lâmina do micrómetro é colocada na platina.

Utilizando a ocular com uma ampliação de 10x, observa-se a escala da lâmina micrométrica através da ocular. Partindo da extremidade do vidro de cobertura que contém a escala micrométrica gravada, o observador move-se em direção ao centro para localizar a escala no plano equatorial. Isto assegura que a escala está focada e claramente visível para uma calibração exacta.

Alinhando cuidadosamente as escalas do micrómetro da ocular e do micrómetro da platina, e ajustando-as até se sobreporem, é possível determinar um fator de calibração. Este fator permite medições precisas dos objectos microscópicos observados através do microscópio, contribuindo para a precisão e fiabilidade das observações científicas e dos resultados da investigação.

Micrómetro de ocular:

Para calibrar o micrómetro ocular, começar por retirar a ocular do microscópio e desaparafusar a peça A, que segura a escala do micrómetro. Posicionar o micrómetro da ocular no nível B da ocular, onde uma dobradiça ou diafragma lhe serve de suporte. Uma vez colocado o micrómetro, aparafusar firmemente a peça A para o manter na posição correcta. Verificar se a numeração no micrómetro da ocular está corretamente alinhada, de zero a cem. A ocular pode ser rodada para facilitar os ajustes, se necessário, permitindo um alinhamento preciso da escala do micrómetro. No entanto, deve ter-se o cuidado de evitar introduzir o micrómetro da ocular no tubo de tração, uma vez que isso poderia danificar o instrumento ou afetar a sua funcionalidade. Seguindo estes passos, o micrómetro da ocular pode ser calibrado eficazmente, assegurando medições exactas e resultados fiáveis quando se utiliza o microscópio para observações científicas e fins de investigação. Este processo de calibração é essencial para manter a precisão e exatidão das medições microscópicas, contribuindo para a qualidade dos dados e análises científicas.

Calibração do micrómetro ocular:

Para garantir medições precisas com um microscópio, é essencial uma calibração correcta do micrómetro ocular. Este processo de calibração envolve o alinhamento das escalas do micrómetro da ocular e do micrómetro da platina para estabelecer um fator de calibração. Em seguida, alinhar as escalas dos dois micrómetros de modo a que se sobreponham. Isto pode ser conseguido rodando a ocular para colocar as escalas em posições paralelas ou ajustando o micrómetro da platina até que as suas linhas coincidam com a escala da ocular. Uma vez alinhadas as escalas, ajustar o micrómetro da platina até que as leituras "0" de ambas as escalas do micrómetro se alinhem, ou até que uma divisão maior do micrómetro da platina coincida com uma das linhas da escala do micrómetro da ocular. Registar estas leituras iniciais. Examinar cuidadosamente as escalas para identificar quais as leituras que coincidem exatamente no lado direito. Registar as leituras finais e calcular o fator para uma divisão do micrómetro ocular. Este fator permite a conversão das medições efectuadas com o micrómetro ocular em dimensões reais. Com o micrómetro da ocular calibrado, o microscópio está pronto para efetuar medições precisas. Utilizando um microscópio composto, juntamente com o micrómetro ocular e o micrómetro de platina, e colocando a amostra em água glicerinada para aumentar a clareza, os investigadores podem obter medições precisas de estruturas microscópicas.

Este processo de calibração assegura que as medições obtidas através do microscópio são fiáveis e consistentes, contribuindo para a exatidão das observações científicas e dos resultados da investigação.

Procedimento:

A calibração do micrómetro ocular é um passo crucial para garantir medições precisas durante a microscopia. Este processo envolve o alinhamento do micrómetro ocular com um micrómetro de fase para determinar o fator de calibração, que permite a conversão das medições micrométricas em dimensões reais. Uma vez calibrado o micrómetro ocular, este pode ser utilizado para medir o comprimento e a largura de estruturas microscópicas, tais como cristais de oxalato de cálcio. Para começar, prepara-se uma solução de amostra em pó, contendo cristais de oxalato de cálcio, em água glicerinada. Esta solução aumenta a clareza e facilita a observação dos cristais ao microscópio. Utilizando o micrómetro de ocular calibrado, medem-se o comprimento e a largura de 25 cristais de oxalato de cálcio. Estas medidas são multiplicadas pelo fator de calibração obtido durante o processo de calibração para obter as dimensões reais dos cristais. Ao calcular os valores médios destas dimensões, os investigadores podem obter uma representação mais exacta do tamanho dos cristais. Para a casca de cascara, observa-se que a gama de cristais de oxalato de cálcio é de 10 a 25 a 45 μm. Isto significa que as dimensões medidas dos cristais se situam dentro deste intervalo, reflectindo a variabilidade de tamanho observada em amostras naturais. Por outro lado, para a casca de frangula, os cristais de oxalato de cálcio medem até 15 μm, indicando uma gama mais estreita de tamanhos em comparação com a casca de cascara. Ao medir e analisar com exatidão as dimensões dos cristais de oxalato de cálcio em diferentes amostras de plantas, os investigadores podem obter informações valiosas sobre a morfologia e as características destas estruturas. Esta informação pode ainda contribuir para a compreensão da anatomia, fisiologia e farmacologia das plantas, ajudando na identificação e classificação de espécies vegetais e no desenvolvimento de produtos farmacêuticos.

Conclusão:

O tamanho dos cristais de oxalato de cálcio da amostra dada é

EX NO. 14 DETERMINAÇÃO DO COMPRIMENTO E DA LARGURA DAS FIBRAS

Objetivo:

Determinar o comprimento e a largura das fibras do pó da casca de Chinchona

Antecedentes:

A fibra, um componente vital dos alimentos de origem vegetal, compreende materiais vegetais resistentes às enzimas digestivas humanas, incluindo a lignina e os polissacáridos. Estas fibras existem em duas formas: solúveis em água e insolúveis. As fibras hidrossolúveis dissolvem-se na água, formando uma substância semelhante a um gel, ajudando na digestão e reduzindo os níveis de colesterol. Em contrapartida, as fibras insolúveis não se dissolvem na água e dão volume às fezes, promovendo movimentos intestinais regulares e prevenindo a obstipação. As fibras encontram-se numa variedade de fontes naturais, como frutos, legumes, cereais integrais, frutos secos e sementes. Além disso, as fibras sintéticas, frequentemente utilizadas no fabrico de têxteis e outros materiais, imitam as propriedades das fibras naturais, oferecendo diversas aplicações em várias indústrias.

Requisitos:

Um microscópio equipado com uma platina mecânica é uma ferramenta essencial para a observação e medição precisas em microscopia. A platina mecânica permite o movimento controlado da amostra, facilitando o posicionamento e o exame precisos.

Os micrómetros de ocular e de platina são utilizados para fins de calibração e medição. O micrómetro de ocular, quando calibrado com o micrómetro de platina, permite medições precisas de objectos microscópicos.

Uma solução de glicerina-água é normalmente utilizada como meio de montagem para espécimes microscópicos. Esta solução ajuda a manter a integridade estrutural da amostra, ao mesmo tempo que reduz a distorção e melhora a clareza ao microscópio.

O cloroglucinol é um reagente químico utilizado em microscopia para detetar a presença de lenhina, um componente das paredes celulares das plantas. Quando combinado com ácido clorídrico concentrado, o floroglucinol produz uma coloração vermelha distinta nas paredes celulares lenhificadas, ajudando na identificação e caraterização dos tecidos vegetais.

A solução de hidrato de cloral é utilizada em microscopia para limpar e montar espécimes. Ajuda a amolecer e a clarear os tecidos, tornando-os mais transparentes e mais fáceis de observar ao microscópio. Além disso, a solução de hidrato de cloral pode ser utilizada para preparar montagens temporárias de espécimes para observação.

Procedimento:

A calibração do micrómetro da ocular com o micrómetro da platina é um passo crucial para garantir medições precisas em microscopia.

Micrómetro de fase:

Para começar, a lâmina micrométrica da platina é cuidadosamente manuseada para identificar a sua orientação correcta, apalpando os seus lados, tipicamente caracterizados por uma ligeira elevação num dos lados. Uma vez posicionada na platina do microscópio, a escala da lâmina micrométrica é observada através da ocular com uma ampliação de 10x. Partindo da borda do vidro de cobertura que contém a escala, o observador move-se em direção ao centro para localizar a escala no plano equatorial, assegurando um posicionamento ideal para medições precisas. Este passo inicial estabelece a base para o alinhamento das escalas do micrómetro de platina com as do micrómetro ocular, facilitando uma calibração precisa. Seguindo meticulosamente estes procedimentos, os profissionais de microscopia podem assegurar medições fiáveis e consistentes, essenciais para várias aplicações científicas e de investigação.

Micrómetro de ocular:

Para calibrar o micrómetro ocular, retira-se primeiro a ocular e desaparafusa-se a parte A para aceder ao micrómetro. O micrómetro da ocular é então posicionado no nível B da ocular, onde uma dobradiça ou diafragma fornece suporte. A peça A é novamente aparafusada e a numeração do micrómetro ocular é verificada para garantir que progride corretamente de zero a cem.

Se a numeração estiver invertida, podem ser efectuados ajustes para reposicionar a escala em conformidade. No entanto, deve ter-se o cuidado de evitar introduzir o micrómetro da ocular no tubo de tração, uma vez que isso poderia causar danos ou desalinhamento.

Seguindo estes passos, o micrómetro da ocular pode ser corretamente calibrado, permitindo medições precisas quando utilizado em conjunto com o micrómetro da platina. Este processo de calibração é essencial para garantir medições precisas e fiáveis em microscopia, essenciais para uma vasta gama de aplicações científicas e de investigação.

Processo de calibração:

Para iniciar o processo de calibração do micrómetro ocular, certificar-se de que o microscópio está corretamente configurado com as combinações ópticas desejadas para observação. Normalmente, isto implica o ajuste da ampliação e da focagem para obter o nível de pormenor desejado. Quando o microscópio estiver corretamente configurado, proceder ao alinhamento das escalas do micrómetro ocular e do micrómetro de platina.

Utilizando a ocular com a ampliação desejada, alinhar cuidadosamente as escalas de ambos os micrómetros de modo a que se sobreponham. Isto pode exigir o ajuste da posição da ocular ou a remoção do micrómetro de fase, dependendo da configuração do microscópio. Ter o cuidado de assegurar que as escalas estão alinhadas com exatidão para evitar quaisquer discrepâncias nas medições.

Com as escalas alinhadas, mover o micrómetro da platina até que as leituras "0" de ambas as escalas coincidam, ou até que uma divisão maior do micrómetro da platina se alinhe com uma linha da escala do micrómetro da ocular. Registar as leituras iniciais assim que o alinhamento for alcançado. Este alinhamento inicial serve como ponto de referência para as medições subsequentes.

Em seguida, examine cuidadosamente as escalas para identificar onde as leituras coincidem exatamente no lado direito. Registar estas leituras finais, que serão utilizadas para calcular o fator de calibração para uma divisão do micrómetro ocular. Este fator de calibração representa a distância média entre duas linhas na escala micrométrica da ocular, em mícrones.

Quando o micrómetro da ocular estiver calibrado, o microscópio está pronto para efetuar medições da amostra de droga em pó. Começar por recolher uma pequena quantidade de droga em pó, como canela do Ceilão, casca de Cássia ou casca de Cinchona, e colocá-la num tubo de ensaio. Ferver o pó com um agente de limpeza, como a solução de hidrato de cloral, para remover quaisquer detritos e assegurar uma visibilidade clara das fibras.

Transferir o pó limpo para um vidro de relógio e proceder à coloração das fibras lenhificadas com um reagente de coloração, como uma mistura de floroglucinol e ácido clorídrico concentrado. Este processo de coloração aumenta a visibilidade das fibras ao microscópio.

Montar o pó tratado em água glicerinada numa lâmina de microscópio, assegurando que as partículas estão fina e uniformemente dispersas sem se sobreporem. Isto facilitará a observação clara e a medição de fibras individuais.

Sob uma ampliação de baixa potência, focar uma fibra corada, também conhecida como fibra intacta, e observar cuidadosamente o seu comprimento e largura. Rodar a escala do micrómetro da ocular e anotar o número de divisões cobertas pelo comprimento da fibra. Repetir este processo para determinar o número de divisões cobertas pela largura da mesma fibra. Repetir este processo para cerca de 25 fibras, registando as leituras do comprimento e da largura em duas colunas separadas. Multiplicar cada valor pelo fator de calibração obtido anteriormente para obter a medida em microns para o comprimento e a largura.

Finalmente, calcular os valores médios para o comprimento e a largura das fibras com base nas medições registadas. Fornecer um intervalo para ambas as dimensões para ter em conta qualquer variabilidade observada na amostra. Esta abordagem abrangente assegura uma medição precisa e fiável das fibras, essencial para o controlo de qualidade e para fins de investigação.

Conclusão:

Comprimento e largura da fibra presente no pó de casca dado

EX NO. 15 DETERMINAÇÃO DO NÚMERO DE GRÃOS DE AMIDO PELO MÉTODO DOS ESPOROS DE LICOPÓDIO

Antecedentes:

Os esporos de licopódio são obtidos a partir do musgo, mais especificamente do Lycopodium clavatum Linn, que pertence à família das Lycopodiaceae. Estes esporos distinguem-se pela sua coloração amarela e têm uma forma esferoide, tetraédrica, com uma textura superficial reticulada. Com um diâmetro médio de 25 microns, são relativamente pequenos, mas altamente uniformes em tamanho. Notavelmente, um único miligrama de esporos de Lycopodium contém tipicamente aproximadamente 94.000 esporos individuais.

Uma das características notáveis dos esporos de Lycopodium é o seu teor de humidade consistente, que permanece inalterado ao longo do tempo. Esta estabilidade torna-os particularmente adequados para utilização como material de referência na avaliação de medicamentos em pó. Além disso, os esporos de Lycopodium apresentam resistência à pressão, aumentando ainda mais a sua utilidade em várias aplicações analíticas.

Em geral, as propriedades únicas dos esporos de Lycopodium, incluindo o seu tamanho uniforme, teor de humidade estável e resistência à pressão, tornam-nos ferramentas valiosas para a avaliação da qualidade e comparação na análise de medicamentos em pó.

Requisitos:

Para preparar e analisar amostras de esporos de Lycopodium, é necessária uma balança analítica para medir com exatidão a quantidade de esporos, uma placa de Petri para conter as amostras e uma espátula flexível de ponta fina para manusear os esporos com delicadeza. Além disso, um microscópio equipado com uma platina mecânica ou um esquadro de contagem é essencial para observar e contar os esporos.

Para a suspensão dos esporos e das partículas, é necessário um meio adequado, como um óleo fixo ou uma mistura de agentes de suspensão. A mistura recomendada inclui glicerina e mucilagem de tragacanto numa proporção de 2:1:2. Esta combinação assegura uma suspensão efectiva dos esporos e das partículas no meio. Diluindo a suspensão adequadamente, o objetivo deve ser atingir uma concentração em que sejam visíveis cerca de 10 a 20 esporos num único campo de visão ao microscópio.

Com estas ferramentas e materiais, pode medir, preparar e analisar com precisão amostras de esporos de Lycopodium para várias aplicações, incluindo a avaliação da qualidade e a comparação na análise de medicamentos em pó.

Procedimento:

Para determinar a perda por secagem do pó a 105°C, o primeiro passo envolve a combinação de uma quantidade medida de pó do medicamento seco ao ar com uma quantidade igual de esporos de Lycopodium pesados num pequeno vidro de relógio. Por exemplo, uma proporção típica pode ser de 100 mg de pó do medicamento para 50 mg de esporos de Lycopodium. Depois de combinar os pós, estes devem ser bem misturados utilizando uma espátula pequena e flexível para garantir uma distribuição uniforme.

De seguida, é introduzida na mistura uma quantidade adequada de óleo ou agente de suspensão, e a mistura continua durante aproximadamente 10 minutos até se obter uma pasta uniforme. O agente de suspensão serve para facilitar a suspensão dos esporos e das partículas na mistura. Normalmente, são necessários cerca de 4 ml de agente de suspensão para 50 mg de esporos de Lycopodium.

Depois de bem misturada, a suspensão é transferida para um pequeno tubo de vidro com uma vareta de vidro para escorrer. Deve ter-se o cuidado de assegurar que toda a mistura é lavada para dentro do tubo.

Para preparar lâminas de microscópio para análise, utiliza-se um tubo de vidro com um diâmetro interno de aproximadamente 2-3 mm. Coloca-se uma gota da suspensão em cada um dos dois lados do tubo e espalha-se a suspensão finamente sobre a área da lâmina, que deve ser ligeiramente mais pequena do que a lamela. Aplica-se então uma lamela de cobertura e deixa-se a lâmina assentar numa superfície plana. O passo seguinte consiste em selecionar 25 campos na lâmina e contar os esporos e as partículas de Lycopodium nesses campos, utilizando uma ampliação de 10×40. Este processo é repetido para outro conjunto de 25 campos nos lados opostos da lâmina para garantir uma análise exaustiva e resultados exactos.

O processo de contagem deve ser conduzido meticulosamente, assegurando que todos os esporos e partículas dentro dos campos seleccionados são contabilizados. Deve também ter-se o cuidado de evitar a dupla contagem ou a omissão de quaisquer esporos ou partículas presentes. Repetindo o processo de contagem para vários campos e calculando a média dos resultados, pode obter-se uma estimativa fiável da contagem de esporos e partículas.

Uma vez concluído o processo de contagem, os dados podem ser analisados para determinar a perda na secagem do pó a 105°C. Esta análise fornece informações valiosas sobre o teor de humidade do pó, que é essencial para garantir a sua estabilidade e qualidade. Calcular a média das quatro leituras obtidas. Determinar a percentagem de matéria orgânica estranha através da seguinte fórmula:

Percentagem de matéria orgânica estranha = (94000 × 100 × n × w) / (s × m × p)
Em que:
m = peso em mg da amostra, calculado a partir da amostra seca a 105°C. w = peso em mg dos esporos de licopódio.
n = número de partículas contadas em 25 campos.

p = número de partículas por mg de matéria estranha pura seca a 105°C. s = número de esporos em um mg de licopódio (94.000).

Cálculos:

Para o licopódio em pó, está estabelecido que 1 mg contém 94000 esporos. Para qualquer peso, W, de licopódio em pó, este contém 94000 × w esporos.
Quando s esporos são contados em dez campos misturados com n grãos de amido em dez campos: 94000 × w esporos misturados com = (94000 × n × w) / s (número de grãos de amido)
Para uma amostra pura de matéria orgânica estranha (M.O.F.), 1 mg contém p grãos de amido. O peso do gengibre na mistura = (94000 × n × w) / (s × p) (mg de gengibre)
Para uma mistura de massa m (mg), contém = (94000 × n × w) / (s × p) Para uma mistura de 1 mg, contém = (94000 × n × w) / (s × p × m)
A percentagem de F.O.M = (94000 × n × w × 100) / (s × p × m)

Conclusão:

O número de grãos de amido na amostra dada é .

EX NO. 16 DETERMINAÇÃO DO VALOR DAS CINZAS

Os valores de cinzas são parâmetros cruciais utilizados para avaliar a qualidade e a pureza dos medicamentos brutos em pó. Quando um medicamento bruto se encontra na forma de pó, a incineração ajuda a eliminar qualquer matéria orgânica que possa interferir com as determinações analíticas. Após a incineração, os medicamentos em bruto produzem cinzas compostas por carbonatos, fosfatos e silicatos de vários metais, como o sódio, o potássio, o cálcio e o magnésio.

O teor total de cinzas de um medicamento bruto reflecte o cuidado tomado durante a sua preparação, sendo que valores mais elevados de cinzas indicam frequentemente um melhor manuseamento e processamento. Além disso, o teor de cinzas insolúveis em ácido é uma consideração importante, especialmente quando se suspeita da presença de sílica ou de um elevado teor de oxalato de cálcio. As cinzas insolúveis em ácido podem incluir sílica e outros materiais insolúveis que são resistentes à dissolução ácida.

Em alguns casos, os investigadores podem optar por misturar ácidos como o ácido sulfúrico com o medicamento bruto em pó antes da incineração para produzir cinzas sulfatadas. As cinzas sulfatadas têm normalmente uma menor fusibilidade em comparação com as cinzas normais, o que pode ser vantajoso para determinados procedimentos analíticos.

Este estudo tem como objetivo determinar o valor de cinzas da amostra fornecida, o que envolve a incineração cuidadosa do medicamento bruto em pó e a quantificação do teor de cinzas resultante. O valor de cinzas obtido fornecerá informações valiosas sobre a qualidade e a pureza da amostra, ajudando a garantir a sua adequação a várias aplicações na área farmacêutica, da fitoterapia e da investigação.

Requisitos:

Materiais: Ácido clorídrico concentrado

Equipamento: Cadinho de sílica, exsicador, papel de filtro sem cinzas
Substância: Alcaçuz em pó
Procedimento:

Análise de cinzas totais:

Pesar com precisão cerca de 3 g do medicamento em pó num cadinho de sílica. Aumentar gradualmente o calor até a amostra ficar completamente isenta de resíduos de carbono. Deixar arrefecer o cadinho e guardá-lo num exsicador. Pesar as cinzas resultantes e calcular a percentagem de cinzas totais em relação ao peso da amostra seca ao ar.

Determinação das cinzas insolúveis em ácido:

Aquecer durante 5 minutos as cinzas totais obtidas no processo anterior e combiná-las com 25 ml de ácido clorídrico diluído. Filtrar a mistura e recolher o resíduo insolúvel num papel de filtro sem cinzas. Lavar o papel de filtro com água quente, incendiá-lo num cadinho tarado, deixá-lo arrefecer e guardá-lo num exsicador. Pesar o resíduo obtido e calcular as cinzas insolúveis em ácido da droga bruta (alcaçuz) em relação à droga seca ao ar. A variedade não pelada da raiz de alcaçuz não deve conter mais de 10% de cinzas totais e 2,5% de cinzas insolúveis em ácido.

Conclusão:

O valor das cinzas da amostra fornecida é .

EX NO. 17 DETERMINAÇÃO DOS VALORES DE EXTRACÇÃO DAS DROGAS BRUTAS

Antecedentes:

Os valores de extração dos medicamentos em bruto são parâmetros cruciais para avaliar a sua qualidade, pureza e potencial adulteração. Estes valores fornecem informações sobre a presença e a quantidade de vários constituintes no medicamento em bruto, que podem variar em função de factores como a espécie vegetal, a localização geográfica e os métodos de processamento. São utilizados diferentes solventes para extrair constituintes específicos com base nas suas propriedades de solubilidade. A determinação dos valores extractivos é essencial para garantir a eficácia e a segurança dos medicamentos à base de plantas.

Requisitos:

Amostras de medicamentos em bruto

Solventes diversos (por exemplo, água, álcool, éter) Material de vidro (frascos cónicos, copos, pipetas) Aparelho de aquecimento (banho-maria, placa de aquecimento) Equipamento de filtração (funil, papel de filtro) Balança analítica Dessecadores de pratos de evaporação
Pesagem de barcos ou de papel

Equipamento de segurança (luvas, óculos de proteção)

Procedimento:

Preparação da amostra: Começar por pesar com exatidão uma quantidade específica da amostra do medicamento em bruto utilizando uma balança analítica. A quantidade de amostra utilizada pode variar consoante os requisitos específicos descritos na monografia da farmacopeia ou no protocolo experimental. Assegurar que a amostra é representativa do lote e não contém matérias estranhas ou impurezas. **Seleção de solventes:** Escolher os solventes adequados com base nas características de solubilidade dos constituintes presentes no medicamento em bruto. Os solventes normalmente utilizados incluem água, álcool (etanol), éter e suas misturas. Considerar as propriedades farmacológicas dos constituintes e a sua solubilidade esperada para determinar o(s) solvente(s) mais adequado(s) para a extração.

Procedimento de extração: Colocar a amostra de droga em bruto, pesada com exatidão, num recipiente adequado, como um frasco cónico ou um copo. Adicionar um volume pré-determinado do solvente selecionado ao recipiente que contém a amostra de droga em bruto. O volume de solvente utilizado deve ser suficiente para assegurar a imersão e extração completas da amostra. A relação entre o solvente e a amostra pode variar em função dos requisitos específicos ou das directrizes fornecidas.

Agitação e extração: Agitar vigorosamente a mistura para facilitar a extração dos constituintes solúveis do medicamento em bruto. O processo de agitação ajuda a aumentar o contacto entre o solvente e a amostra, promovendo assim uma extração eficiente. Continuar a agitar a mistura a intervalos regulares para garantir a extração completa dos constituintes. A duração da agitação pode variar em função de factores como o tipo de solvente e a natureza do medicamento em bruto.

Tempo de repouso: Após o período inicial de agitação, deixar a mistura repousar sem perturbações durante um período específico. Este período de repouso permite uma maior extração dos constituintes e assegura o equilíbrio entre o solvente e a amostra. A duração do tempo de repouso pode variar em função de factores como a solubilidade dos constituintes e a cinética de extração.

Filtração: Após o período de extração, filtrar a mistura para separar o extrato líquido do resíduo sólido. Utilizar um dispositivo de filtração adequado, como um funil e papel de filtro, para conseguir uma separação eficaz. Transferir cuidadosamente o filtrado (extrato líquido) para um recipiente limpo para processamento posterior.

Evaporação: Recolher um volume medido do filtrado e transferi-lo para um prato de evaporação. O volume de filtrado recolhido pode ser determinado com base na concentração desejada do extrato e no método analítico previsto. Evaporar o solvente do extrato utilizando um aparelho de aquecimento adequado, como um banho de água ou uma placa de aquecimento. Aplicar um calor suave para facilitar o processo de evaporação, evitando temperaturas excessivas que possam degradar os constituintes sensíveis ao calor.

Secagem do resíduo: Após a evaporação do solvente, secar o resíduo obtido no processo de evaporação num exsicador até se obter um peso constante. Isto assegura a remoção de qualquer humidade residual e permite a determinação exacta do valor extrativo.

Cálculo do valor de extração: Calcular o valor de extração utilizando a fórmula: Valor de extração = (Peso do resíduo seco / Peso da droga em bruto) × 100. Este cálculo fornece uma medida quantitativa da quantidade de constituintes solúveis extraídos da amostra de droga em bruto.

Documentação e relatórios: Registar todos os detalhes experimentais, incluindo os pesos, volumes e passos processuais seguidos, num caderno ou relatório de laboratório. Assegurar que os resultados são corretamente documentados e comunicados, incluindo quaisquer observações ou desvios do procedimento padrão.

Conclusão:

A determinação dos valores extractivos fornece informações valiosas sobre a quantidade de constituintes solúveis presentes nos medicamentos em bruto. Utilizando vários solventes para extrair diferentes tipos de constituintes, podemos obter um perfil completo da composição química da droga em bruto. Esta informação é essencial para avaliar a qualidade, a pureza e a autenticidade dos medicamentos à base de plantas e garantir a sua segurança e eficácia para utilização medicinal. Os valores extractivos obtidos através deste procedimento podem servir como padrões de referência para o controlo de qualidade e a normalização de medicamentos à base de plantas nas indústrias farmacêutica e fitoterapêutica.

EX NO. 18 DETERMINAÇÃO DO TEOR DE HUMIDADE DOS MEDICAMENTOS EM BRUTO

Antecedentes:

A determinação do teor de humidade dos materiais farmacêuticos é essencial por várias razões, principalmente para garantir a qualidade e estabilidade do produto. O excesso de humidade pode levar a vários problemas, incluindo o crescimento microbiano, a atividade enzimática e a degradação física do material. O teor de humidade é particularmente crucial para os medicamentos à base de plantas, uma vez que proporcionam um ambiente rico em nutrientes ideal para o desenvolvimento de bolores, insectos e ácaros.

A presença de humidade pode ativar enzimas, conduzindo a reacções químicas indesejáveis que podem alterar a composição e a eficácia do medicamento. Além disso, a humidade pode facilitar o crescimento microbiano, representando um risco significativo para a integridade e segurança do produto. A contaminação microbiana não só compromete a qualidade do medicamento, como também apresenta potenciais riscos para a saúde dos consumidores.

Para determinar com precisão o teor de humidade, estão disponíveis vários métodos, conforme descrito na Farmacopeia Indiana (IP). Estes métodos incluem perda por secagem, separação e medição da humidade, métodos químicos, métodos electrométricos e métodos espectroscópicos. Cada método oferece vantagens únicas e pode ser selecionado com base nas características específicas do material a analisar e nos requisitos das directrizes regulamentares.

Ao empregar métodos de determinação de humidade adequados, os fabricantes de produtos farmacêuticos podem garantir que os seus produtos cumprem as normas de qualidade, cumprem os requisitos regulamentares e mantêm a estabilidade durante o seu prazo de validade. A monitorização do teor de humidade também permite aos fabricantes implementar práticas eficazes de armazenamento e manuseamento para evitar a contaminação microbiana e preservar a integridade dos produtos farmacêuticos.

Requisitos:

Equipamento para determinação do teor de humidade: Dessecadores
Balança de pesagem

Procedimento:

No processo de determinação do teor de humidade de acordo com as normas IP, uma amostra de 10 gramas de pó é inicialmente pesada e colocada num aparelho de determinação do teor de humidade. O aparelho é então ajustado para manter um intervalo de temperatura de 100-110°C, assegurando que a amostra atinge uma temperatura consistente e controlada.

A amostra é aquecida a esta temperatura até que o seu peso estabilize, indicando que o teor de humidade foi suficientemente removido. Uma vez estabilizada, a amostra é recolhida do aparelho e transferida para um exsicador para arrefecer até à temperatura ambiente e evitar qualquer absorção de humidade do meio envolvente.

Após o arrefecimento, a amostra é novamente pesada para determinar a perda de peso, que é atribuída à remoção da humidade durante o processo de aquecimento. Esta perda de peso é considerada como a medida do teor de humidade na amostra, expressa como uma percentagem do peso inicial da amostra.

Seguindo este procedimento normalizado descrito na Farmacopeia Indiana (IP), podem ser obtidas medições precisas e reprodutíveis do teor de humidade, garantindo a qualidade e a estabilidade dos materiais e produtos farmacêuticos.

Conclusão:

O teor de humidade da amostra dada é

EX NO. 19 DETERMINAÇÃO DO ÍNDICE DE INCHAMENTO E DE FORMAÇÃO DE ESPUMA

Objetivo:

O principal objetivo desta experiência é quantificar o fator de inchamento da amostra fornecida, nomeadamente as sementes de Isapgol.

Antecedentes:

As características de intumescimento dos medicamentos à base de plantas desempenham um papel significativo nas suas propriedades terapêuticas e farmacêuticas, especialmente os que contêm substâncias como gomas, mucilagem, pectina ou hemiceluloses. Estas substâncias têm a capacidade de absorver água e aumentar de volume, o que pode afetar vários aspectos da formulação e administração do medicamento. O índice de intumescimento é uma medida do volume em mililitros absorvido por 1 grama de material à base de plantas em condições específicas. Para determinar o índice de intumescimento, o material à base de plantas, seja inteiro, cortado ou pulverizado, é submetido a um procedimento de teste padronizado. Este procedimento envolve a adição de água ou de um agente de inchamento específico ao material e a agitação vigorosa num cilindro de medição com uma rolha de vidro durante um período específico, normalmente uma hora. Após a agitação, a mistura é deixada em repouso durante um período especificado para permitir que o inchaço ocorra completamente.

No caso de material herbáceo inteiro, a mistura com o agente de expansão é relativamente simples. No entanto, no caso de materiais cortados ou pulverizados, para garantir uma distribuição uniforme do agente de expansão em toda a amostra é necessário agitar vigorosamente em intervalos específicos. Isto assegura que todas as partículas entram em contacto com o agente de inchamento, permitindo uma absorção uniforme de água e uma medição precisa do índice de inchamento.

O índice de inchamento é um parâmetro importante na caraterização de medicamentos à base de plantas, uma vez que fornece informações valiosas sobre as suas propriedades físicas e comportamento quando expostos à humidade. Esta informação é crucial para a formulação de medicamentos, conceção de formas de dosagem e compreensão da cinética de libertação de ingredientes activos de formulações à base de plantas. Ao padronizar o procedimento de teste para determinar o índice de inchamento, os investigadores e fabricantes podem garantir consistência e fiabilidade na caraterização de medicamentos à base de plantas e respectivas formulações.

Requisitos:

Equipamento:

Proveta com rolha (25 ml de capacidade) Frasco cónico (500 ml de capacidade) Balão volumétrico Tubos de ensaio com rolha **Amostra:**
Sementes de Isapgol (Plantago ovata)

Solvente:

Água (conforme necessário)

Procedimento:

Determinação do índice de inchamento:

Colocar 1 grama de sementes de isapgol numa proveta graduada com rolha de 25 ml. Encher a proveta com água até à marca dos 20 ml. Agitar suavemente a mistura de vez em quando durante 24 horas e deixar repousar. Medir o volume ocupado pelas sementes inchadas. As sementes de isapgol genuínas devem ocupar um volume não inferior a 10 ml.

Determinação do índice de formação de espuma:

A capacidade de formação de espuma de uma decocção aquosa de matérias vegetais e dos seus extractos é quantificada através de um índice de formação de espuma.

Teste:

Pesar com exatidão 1 g de medicamento em pó grosseiro e transferi-lo para um erlenmeyer de 500 ml contendo 100 ml de água a ferver mantida a uma temperatura moderada de 80-90°C durante cerca de 30 minutos. Uma vez arrefecida, filtrar a mistura para um balão volumétrico e adicionar água suficiente através do filtro para atingir um volume total de 100 ml (V1).

Em seguida, preparar 10 tubos de ensaio com rolha limpos e rotulados de 1 a 10.

Tomar porções sucessivas de 1 a 10 ml do medicamento em tubos separados e ajustar o volume restante com líquido até 10 ml em cada tubo de ensaio. Depois de fechar os tubos com rolha, agitar durante 15 segundos e deixar repousar durante 15 minutos. Em seguida, medir a altura da espuma.

Se a altura da espuma em cada tubo for inferior a 1 cm, o índice de formação de espuma é inferior a 100 (insignificante). No entanto, se a espuma exceder 1 cm de altura após a diluição do material vegetal no sexto tubo, então o número do tubo de ensaio correspondente indica o índice procurado. Nos casos em que a altura da espuma excede 1 cm em cada tubo, indicando um índice de espuma superior a 1000, medir 10 ml da decocção inicial do material vegetal, transferi-lo para um balão volumétrico de 100 ml (V2), ajustar o volume para 100 ml e repetir o procedimento.

O índice de formação de espuma é determinado utilizando as seguintes fórmulas:

Índice de espuma = 1000/a para V1 Índice de espuma = 1000 × 10/a para V2
Aqui, "a" representa o volume (em ml) da decocção utilizada para preparar a diluição no tubo em que se observa 1 cm ou mais de espuma.

Conclusão:

O fator de inchamento das sementes de isapgol fornecidas é e o índice de formação de espuma é   .

REFERÊNCIAS

1. Kokate CK. Practical Pharmacognosy, 4 edition, Vallabh Prakashan. Delhi; 1994: 98
2. Joshi S, Aeri V. Practical Pharmacognosy, 1 edição, Frank Bros. & Co. New Delhi; 2009:
3. Khandelwal KR. Practical Pharmacognosy: Techniques and experiments, 9 edition, Nirali Prakashan. Pune; 2002: 159.

4. Métodos de controlo da qualidade do material das plantas medicinais segundo as directrizes da OMS: 45

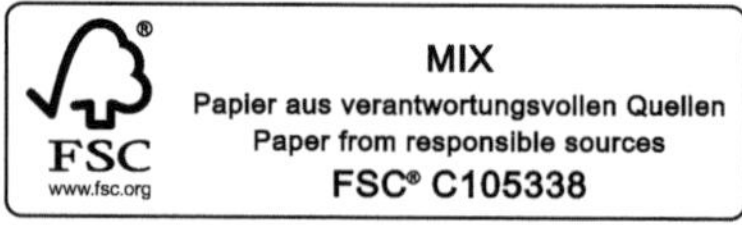

Printed by Books on Demand GmbH, Norderstedt / Germany